BEI GRIN MACHT SICH IHR WISSEN BEZAHLT

AF166860

- Wir veröffentlichen Ihre Hausarbeit, Bachelor- und Masterarbeit

- Ihr eigenes eBook und Buch - weltweit in allen wichtigen Shops

- Verdienen Sie an jedem Verkauf

Jetzt bei www.GRIN.com hochladen und kostenlos publizieren

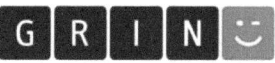

Was ist Sportgeragogik? Aspekte, Ziele sowie verschiedene Modelle

Michèle Arndt

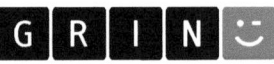

Bibliografische Information der Deutschen Nationalbibliothek:

Die Deutsche Nationalbibliothek verzeichnet diese Publikation in der Deutschen Nationalbibliografie; detaillierte bibliografische Daten sind im Internet über http://dnb.d-nb.de abrufbar.

ISBN: 9783346320032
Dieses Buch ist auch als E-Book erhältlich.

Druck und Bindung: Books on Demand GmbH, Norderstedt Germany
Gedruckt auf säurefreiem Papier aus verantwortungsvollen Quellen

Das vorliegende Werk wurde sorgfältig erarbeitet. Dennoch übernehmen Autoren und Verlag für die Richtigkeit von Angaben, Hinweisen, Links und Ratschlägen sowie eventuelle Druckfehler keine Haftung.

Das Buch bei GRIN: https://grin.extdb.e-fellows.net/document/975100

Karlsruher Institut für Technologie
Institut für Sport und Sportwissenschaft

Hauptseminar Theoriefeld der Sozialwissenschaft - Pädagogik
Wintersemester 2019/2020

Hausarbeit
Aspekte der Sportpädagogik: Sportgeragogik

Tag der Abgabe: 25.02.2020

vorgelegt von: Michèle Arndt
                       Sportwissenschaft B.Sc.

Inhaltsverzeichnis

Abbildungs- und Tabellenverzeichnis

Abbildungen

Tabellen

Einleitung

Als wohl einziges Thema unter den sportpädagogischen Aspekten, beschäftigt sich diese Arbeit nicht, wie man es bei der Begrifflichkeit Pädagogik erwartet, mit Kindern und Jugendlichen, sowie deren Erziehung und Bildung, sondern vielmehr handelt es sich um ein Themengebiet, das die Älteren in unserer Gesellschaft berücksichtigt. Wer sich allerdings schon einmal die Mühe machen wollte Senioren eine andere Verhaltensweise aufzwingen zu wollen, tat dies vermutlich vergebens, denn erziehen lassen sich gestandene Persönlichkeiten mit ihrem Wissen und ihren Erfahrungen meistens nicht mehr. Durchaus noch möglich ist aber, dass sie sich bilden, dabei lernen und vielleicht doch ihr Verhalten in eine gesündere oder positivere Richtung zu lenken und das ganz bewusst und freiwillig. Das ist das Ziel der Sportgeragogik und wie der Name schon sagt, soll das im und durch den Sport geschehen.

Auf den Begriff der Sportgeragogik, ihre Aspekte und Ziele, sowie verschiedene Modelle, die das Alter beschreiben, möchten wir in dieser Arbeit eingehen. Außerdem gilt es zu klären, inwieweit uns Sport auch im hohen Alter helfen kann, mit allen Anforderungen, die der Alltag und die Entwicklung unserer Gesellschaft mit sich bringen, klarzukommen.

1. Was ist Sportgeragogik?

Die Sportgeragogik ist eine Teildisziplin der Sportpädagogik, sie setzt „sich mit den Bildungsfragen und -hilfen für den älteren Menschen" (brockhaus.de, o. D.) und der Umsetzung des Lehrens und Lernens in die Praxis, im Kontext Bewegung, Spiel und Sport auseinander (vgl. Veelken, 2001, S. 181). Sie bezieht sich dabei auf die Inhalte der Sportpädagogik, der allgemeinen Geragogik sowie der Gerontologie und weißt somit triadische Bezüge auf. Die Gerontologie beschäftigt sich mit der „Beschreibung, Erklärung und Modifikation von körperlichen, psychischen, sozialen, historischen und kulturellen Aspekten des Alterns und des Alters, einschließlich der Analyse von altersrelevanten und alterskonstituierenden Umwelten und sozialen Institutionen." (Baltes & Baltes, 1998, S. 8; zitiert nach Amann, 2008, S. 46). Somit handelt es sich, kurzgefasst, bei der Gerontologie um die Alternsforschung und bei der Sportgeragogik um die Altenbildung im Sport.

Zentraler Bestandteil der Definition von Sportgeragogik ist der Bildungsbegriff, diese ist „die Selbstgestaltung des Menschen im Prozess der Auseinandersetzung mit sich selbst sowie den Gegenständen und Werten der Kultur [...] und Gesellschaft." (Kurz, 2003, S. 106). Wichtig hierbei, ist die Abgrenzung von Bildung zu Erziehung. Denn Bildung ist ein lebenslanger, selbstbestimmter und vor allem selbstgesteuerter Prozess, bei dem Hilfestellungen von außen gegeben werden können. Erziehung dagegen endet im Jugendalter und ist ein von außen gesteuerter Prozess, bei dem bestimmte Maßnahmen (Kurz, 2003, S. 106) und Einflüsse auf das Verhalten (Güllich & Krüger, 2013, S. 400 in Anlehnung an Brezinka, 1974) und die Entwicklung einer Person wirken (Kurz, 2003, S. 183).

2. Relevanz des Themas

Offensichtlich ist die Relevanz des Alterns, da es früher oder später jeden betrifft. Während das Älterwerden in jüngeren Jahren noch ersehnt wird, da es mit Selbstständigkeit, Stärke und Klugheit verbunden ist, wird die Assoziation mit Alter mit zunehmenden Lebensjahren oft immer negativer, da dann damit Schwäche, Anfälligkeit für Krankheiten und fehlende Autonomie verbunden wird. Dieser Wandel lässt sich mit Sicherheit auch mit der Einstellung unserer Gesellschaft erklären, denn diese ist auf Gesundheit und vor allem Leistungsfähigkeit ausgelegt. Wird diese nicht mehr erreicht, was im Alter teilweise der Fall ist, ziehen Menschen sich zurück, wenn sie nicht schon von der Gesellschaft zurückgewiesen werden (LandesSportBund Nordrhein-Westfalen e.V., Ministerium für Gesundheit, Soziales, Frauen und Familie, Ministerium für Städtebau und Wohnen, Kultur und Sport des Landes Nordrhein-Westfalen, 2004). Die Ausrichtung der Gesellschaft wird gerade mit Blick auf die ehemalige DDR deutlich, in der der Aspekt der Leistungsfähigkeit extrem verstärkt auftrat. Alterssport diente hier nur dazu, die Arbeitsproduktivität zu steigern und die Leistungsfähigkeit über „gegenwärtig vorhandene Grenzen hinaus" (Denk, 2003b, S.19) zu verlängern (Denk, 2003b).

Dazu kommt, dass die gesamte Gesellschaft immer älter wird, wie das Statistische Bundesamt mit einer Prognose für die Jahre 2030 und 2050 zeigt. 2030 werden 35 % der Bevölkerung über 60 Jahre alt sein, 2050 sind es dann schon 38 %, verglichen zu 2014, als es nur 27 % waren (Statistisches Bundesamt, 2016). Da die gesamte Gesellschaft älter wird, ändert sich auch entsprechend das Durchschnittsalter in Deutschland. Während es Ende 2018 noch bei 45,5 Jahren lag (statista.de, 2019), wird es laut dem Bundesinstitut für Bau-, Stadt- und Raumforschung 2030 schon bei über 47 Jahren liegen (bbsr.bund.de, 2012). Verglichen dazu betrug das Durchschnittsalter im Jahr 2000 39,9 Jahre (bib.bund.de, 2018), was den Verlauf deutlich zeigt. Umso wichtiger ist es also, „die Alten" zurück in die Gesellschaft zu holen und in das soziale Netz zu integrieren, sodass z.B. die durch Medizin gewonnenen Jahre sowohl körperlich, geistig, als auch sozial sinnvoll genutzt werden können. Wichtig für diesen Schritt ist es, zu verstehen, dass die ältere Generation keine Last für die Gesellschaft darstellt, wie es oft anhand von Gesundheitskosten dargestellt wird, sondern zu erkennen, dass man diese Menschen auch als Ressource sehen kann. Mit ihrem Wissen und ihrer Erfahrung sind sie vielen anderen einen Schritt voraus. Ein Gebiet, das davon profitieren kann, ist beispielsweise das Ehrenamt im Sport. Sport im Allgemeinen kann auch als Instrument betrachtet werden, um die Probleme des Alters zu mindern, denn er kann dazu beitragen die Selbstständigkeit zu erhalten, fördert eine aktive Teilhabe am gesellschaftlichen Leben und betont die Bedingungen für das aktive Altern (LandesSportBund Nordrhein-Westfalen e.V. et al., 2004). Hauptproblem des Alterns ist es nämlich, die Alltagsanforderungen nicht mehr bewältigen zu können. Hier kommt der Begriff der „funktionellen Gesundheit" (Denk, 2003b, S.62) ins Spiel, denn er beschreibt, inwieweit Menschen in der Lage sind, abhängig von ihren gesundheitlichen Voraussetzungen, Alltagsanforderungen zu bewältigen und aktiv am gesellschaftlichen Leben teilzunehmen. Einschränkungen der Aktivität sind vor allem durch chronische Erkrankungen zu erklären, Hilfebedürftigkeit häufig durch die Folge von

Erkrankungen und obwohl Pflegebedarf meist erst ab dem 80. Lebensjahr besteht, gilt es vorher schon aktiv der schlechteren körperlichen Verfassung entgegenzuwirken, zum Beispiel durch Sport. Hierbei geht es um den Konflikt zwischen dem Ökonomieprinzip und dem Adaptationsprinzip. Häufig werden geistige und körperliche Anstrengungen soweit reduziert, dass man im Alltag klarkommt, aber sich nicht fordert. Dies steht allerdings im Gegensatz zur Adaptationsfähigkeit des Körpers, Reize und Anforderungen sollten nämlich so hoch sein, dass eine körperliche und geistige Entwicklung zustande kommt. Es gilt also den Körper und Geist zu fordern, nicht zu überfordern, aber soweit zu belasten, dass es nicht zur negativen Anpassung bzw. einem konstanten Abbau der Fertigkeiten und Fähigkeiten kommt (LandesSportBund Nordrhein-Westfalen e.V. et al., 2004). Dementsprechend dienen Angebote und Theorien für und über die Älteren der Selbstfindung derer, die im Alter sich selbst überdenken und anpassen müssen, außerdem bietet es Hilfe zum Coping. Die mit Pädagogik verbundene Erziehung kommt aller höchstens unter dem Aspekt der Selbsterziehung zum Tragen. So gesehen ist die Sportgeragogik ein Teilgebiet der Pädagogik, das sich mit den Älteren beschäftigt (Denk, 2003a).

3. Wer sind die Älteren?

3.1 Abgrenzung des Alters

Trotz der generalisierten Verwendung des Begriffs *Alter* bzw. der *Älteren*, ist keine genaue Definition dieser großen Bevölkerungsgruppe möglich, um die Menschen dennoch zu differenzieren werden folgende Merkmale verwendet: das chronologische Lebensalter, der biologische Entwicklungsabschnitt und die soziale Stellung (vgl. Pache, 2009, S. 397).

Bei der Chronologisierung des Lebensalters werden Altersgruppen gebildet, bspw. mit den Bezeichnungen Ü50 oder 60+. Laslett nutzt dies, um in seinem Modell zwischen vier Lebensaltern zu unterschieden. Bedeutend hier, vor allem das dritte und vierte Lebensalter (vgl. Wienberg, 2013, S. 6). Das dritte Lebensalter wird ab dem 60. und das vierte ab dem 80. Lebensjahr angesiedelt (Baltes, 2004). Das Leben im dritten Alter ist gekennzeichnet durch den Ausstieg aus dem Berufsleben, steigender Freizeit, sowie der Selbsterfüllung (Güllich & Krüger, 2013; Wienberg, 2013). Während dieser Zeit erfreuen sich die meisten Menschen noch einer guten Gesundheit, die mit wenigen Defiziten in der physischen oder psychischen

Leistungsfähigkeit einhergeht, wodurch Ältere in dieser Phase meist sehr aktiv sind und ihre eigenen Träume und Wünsche erfüllen (Witt, 2017). Mit zunehmendem Alter nimmt die Leistungsfähigkeit weiter ab, so dass das vierte Lebensalter durch Defizite und eine resultierende Abhängigkeit (Güllich & Krüger, 2013), sowie Inaktivität bestimmt wird (Witt, 2017). Meist entsteht in dieser Phase eine Pflegebedürftigkeit, sowie eine Altersschwäche (Wienberg, 2013).

Am Beispiel der motorischen Entwicklung kann die Alterseinteilung nach biologischen Entwicklungsabschnitten beobachtet werden. Unterschieden wird zwischen dem frühen, mittleren und höheren Erwachsenenalter. Das mittlere Erwachsenenalter wird in weitere Kategorien gegliedert, dem frühen mittleren Alter von 35-50 Jahren in dem allmählich eine Leistungsminderung in der Motorik auftritt und dem späten mittleren Alter von 50-65 Jahren in dem dieser Prozess verstärkt abläuft. Dem höheren Erwachsenenalter werden das Alter, von 65-80 Jahren und anschließend das hohe Alter untergeordnet. Zuletzt kommt es zu einer erheblichen Senkung der Leistungsfähigkeit (Güllich & Krüger, S. 323).

Tab. 1: Charakteristische Entwicklungsabschnitte des menschlichen Lebenslaufs (mod. nach Güllich & Krüger, 2013, S. 323)

Lebensphase	Alter	Motorik
Frühes Erwachsenenalter	ca. 18-35	Relativer Erhalt der motorischen Lern- und Leistungsfähigkeit
Mittleres Erwachsenenalter	ca. 35-65	
Frühes mittleres Alter	ca. 35-50	Allmähliche motorische Leistungsminderung
Spätes mittleres Alter	ca. 50-65	Verstärkte motorische Leistungsminderung
Höheres Erwachsenenalter	ab ca. 65	
Alter	ca. 65-80	Verstärkte motorische Leistungsminderung
Hohes Alter	ab ca. 80	Ausgeprägte motorische Leistungsminderung

Die soziale Stellung, als letztes der drei Merkmale, ist die Rolle die einem Individuum von der Gesellschaft zugeschrieben wird. Das Alter beginnt in diesem Fall z. B. durch den Eintritt in die Rente oder durch die Stellung in der Familie als Großeltern (Pache, 2009).

Da die Einteilung des chronologischen Alters in Abschnitte beliebig ist und biologische Entwicklungsprozesse sehr individuell verlaufen, kann auch zwischen Lebensphasen unterschieden werden, einer Einteilung nach bestimmten Ereignissen bzw. Lebensbedingungen (Pache, 2009, S. 397 & Oswald, 2000, S. 108; zitiert nach Wienberg, 2013, S. 19): die Vorbereitungs- und Ausbildungsphase der Kinder und Jugendlichen, die Arbeitsphase der Erwachsenen und die Ruhestandsphase der älteren Erwachsenen (Pache, 2009).

3.2 Dimensionen des Alterns

Das Alter ist ein konkreter Zustand, der in Zeiteinheiten, wie Jahren, Tagen usw. gemessen werden kann. Das Altern dagegen beschreibt den Prozess bis dieser Zustand erreicht wird, also das Älterwerden (Wienberg, 2013). Unterschieden wird hierbei zwischen drei Dimensionen. Das biologisch-körperliche Altern beschreibt kontinuierliche Alterungs- und Abbauprozesse und gleichzeitig eine Abnahme der Adaptionsfähigkeit. Jedoch sind positive Veränderungen, i. S. einer Leistungsverbesserung durch Sport und Bewegung, möglich (Güllich & Krüger, 2013; Wienberg, 2013). Das soziale Altern ist als Veränderung in den gesellschaftlich zugeschriebenen Rollen zu verstehen, bei der Beendigung des Berufslebens erhalten Ältere Menschen bspw. den Titel des *Rentners*. Die dritte Dimension umfasst das psychologisch-kognitive Altern, gemeint wird hiermit der Umgang mit den Alterungs- und Abbauprozessen seitens der Älteren (Wienberg, 2013).

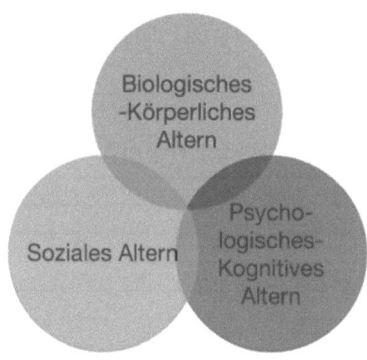

Abb. 1: Dimensionen des Alterns (mod. nach Wienberg, 2013, S. 20)

3.3 Lebensbedingungen

Das Leben der Älteren hat sich in den letzten Jahrzehnten verändert. Medizinische Fortschritte, verbesserte Wohn- und Lebensverhältnisse, bessere Arbeitsbedingungen und ein gesteigertes Gesundheitsbewusstsein haben für einen Wandel von einer unsicheren zu einer sicheren Lebenszeit geführt (vgl. Kolb, 1999; Pache, 2009; Veelken, 2001).

Der Eintritt in die Rente ist, heute in den meisten Fällen, nicht mehr auf eine physische Unfähigkeit zurückzuführen, sondern auf persönliche Gründe (Pache, 2009), sowie ein bestimmtes Alter das gesellschaftlich als Renteneintrittsalter definiert wird (Deutsche

Rentenversicherung, 2020). Zwischen dem Ende der Berufstätigkeit und dem Lebensende ist somit ein Lebensabschnitt entstanden (Kolb, 2001), in dem die Älteren nicht mehr bzw. nur geringfügig Geld verdienen und somit durch Institutionen wie die Renten- und Krankenkasse oder die Sozialhilfe ermöglicht wird (vgl. Pache, 2009).

Teil der Lebensbedingungen von Älteren sind die Familien, in denen sich das Verhältnis zwischen den Generationen gewandelt hat. Während 1995 noch 351.000 Haushalte drei oder mehr Generationen umfassten, sank die Rate bis 2015 um 40,5% auf 209.000 Haushalte (Statistisches Bundesamt, 2016). Auch wenn das Zusammenleben nicht mehr erwünscht wird, möchten sie ein selbstständiges Leben in geringer Entfernung führen, um sich gegenseitig unterstützten zu können. Die Selbstständigkeit ist zentraler Aspekt im Alter und von zwei Perspektiven aus zu betrachten. Zunächst wünschen sich die Meisten ein selbstständiges und selbstbestimmtes Leben. Außerdem fordert die Gesellschaft nach einer unabhängigen Lebensführung, denn Ältere sollen keine Belastung, durch eine Pflegebedürftigkeit oder Unproduktivität darstellen, vielmehr sollen sie einen Beitrag zum Gesellschaftsleben leisten, z. B. durch das Aufpassen auf Enkel- sowie Nachbarskinder oder die Übernahme von Ehrenämtern, bspw. im Sportverein. Aus diesem Grund sind beide Gruppen daran beteiligt die Selbstständigkeit zu ermöglichen bzw. zu erhalten, u.a. durch sportliche Aktivität, um den Grad der körperlichen Bewältigung des Alltags hochzuhalten (Pache, 2009).

Die Gruppe der Älteren umfasst eine große Altersspanne und ist durch einige Merkmale gekennzeichnet: „langjährig[e] Lebenserfahrung, große Heterogenität und Differenziertheit" (Pache, 2009, S. 396). Diese sind das Ergebnis einer „zunehmenden Individualisierung des menschlichen Lebenslaufs" (Güllich & Krüger, 2013, S. 325), aufgrund von unterschiedlichen Erlebnissen und Lebenssituationen. Darüber hinaus bestimmen u. a. genetische Faktoren den Verlauf des Alterns (Witt, 2017, S. 3). Außerdem kommt es mit steigendem Alter zu einer zunehmenden Feminisierung, da Frauen eine höhere Lebenserwartung als Männer aufweisen, sowie zu einer zunehmenden Singularisierung (Kolb, 1999, S. 52).

3.4 Bedürfnisse

„Das Interesse an Sport - d.h. sowohl an seiner aktiven Ausübung als auch an seinem ‚Konsum' als Zuschauer - geht mit zunehmendem Alter deutlich zurück." (Pache, 2009, S. 398), obwohl überwiegend positive Auswirkungen mit dem Sporttreiben verbunden werden. So erwarten Ältere, von sportlicher Aktivität, vor allem positive Einflüsse auf die Gesundheit, sowie Spaß und Abwechslung vom Alltag. Aufgrund z. B. von fehlendem Interesse oder gesundheitlichen Problemen treiben viele ältere Erwachsene trotzdem kein Sport (Pache, 2009). Andere Werte wie die Familie, die Natur oder Freunde stehen für sie eher im Vordergrund. Allerdings wandelt sich die Bedeutung bestimmter Themen mit zunehmendem Alter, dies kann anhand der folgenden Tabelle beobachtet werden.

Tab. 2: Zentrale Entwicklungsthemen in unterschiedlichen Altersabschnitten (nach Güllich & Krüger, 2013, S. 324)

	25-34 Jahre	35-54 Jahre	54-65 Jahre	70-84 Jahre	85-105 Jahre
Rangreihe der	Beruf	Familie	Familie	Familie	Gesundheit
Entwicklungs-	Freunde	Beruf	Gesundheit	Gesundheit	Familie
themen	Familie	Freunde	Freunde	Kognitive	Nachdenken über
	Unabhängig-	Kognitive	Kognitive	Leistungsfähigkeit	das Leben
	keit	Leistungsfähigkeit	Leistungsfähigkeit	Freunde	Kognitive
					Leistungsfähigkeit

Im Laufe des Lebens verschieben sich die Bedeutungen verschiedener Entwicklungsthemen, abhängig von Veränderungen der Lebenssituation, der sozialen Rolle, der Entwicklungsaufgaben und -möglichkeiten. Im Alter rückt das Thema Gesundheit in den Vordergrund, über das sich jüngere Menschen in der Regel noch keine Gedanken machen, da sie in diesem Zeitraum meist als selbstverständlich angesehen wird. Das Thema Gesundheit dringt in das Bewusstsein des alternden Menschen hervor, während der Körper sich durch verschiedene Abbauprozesse verändert und gewisse Defizite entstehen (nach Güllich & Krüger, 2013, S. 324). In der Altersklasse der 54-65-jährigen, also in der Lebensphase des späten mittleren Alters, taucht die Gesundheit erstmals auf und steht an zweiter Stelle nach der Familie. Diese Phase ist gekennzeichnet durch eine verstärkte motorische Leistungsminderung, ebenso wie die Phase des Alters. Erst mit dem Einsetzen einer ausgeprägten motorischen Leistungsminderung ab 85 Jahren, gilt die Gesundheit als wichtigstes Entwicklungsthema des Menschen (vgl. Tab. 1 & Tab. 2).

4. Grundzüge der Sportgeragogik

„Das Leben im Alter ist vielmehr Ergebnis eines lebenslangen, komplexen, äußerst individuellen und durch die handelnden Menschen selbst mitgestalteten Prozesses, dem man durch allgemeine Empfehlungen, wie z. B. dem Ratschlag regelmäßige Bewegungsaktivitäten aufzunehmen, keinesfalls gerecht werden kann." (Kolb, 1999, S. 259). Dies verdeutlicht die

Grundannahme der Sportgeragogik, i. S. eines anthropologischen Menschenbilds, dass der Mensch lebenslang für sich selbst verantwortlich ist, sich weiterzuentwickeln, neues zu lernen und bestehende Fähigkeiten zu erhalten. Die Sportgeragogik stellt sich deshalb die Frage, was eine Bewegungsbildung für eine erfolgreiche Gestaltung des weiteren Lebens beisteuern kann. Um nicht nur einfache Empfehlungen an die Menschen richten zu müssen (Pache, 2009).

4.1 Ansätze

Grundlegend werden in der Sportgeragogik zwei Ansätze unterschieden: der kompensatorisch-gerontologische Ansatz und der bildungsorientierte-pädagogischer Ansatz. Der erste Ansatz zielt darauf ab, Ältere durch körperliches Training zu unterstützen, in dem der Leistungsabfall durch Inaktivität vermieden wird und ein bestimmtes Leistungsniveau erhalten werden soll. Der bildungsbezogene und pädagogisch orientierte Ansatz dagegen, soll Bildungs- und Öffnungsprozesse anstoßen, damit sich die Älteren mit ihrem Altern auseinandersetzen, lernen mit unvermeidlichen Defiziten umzugehen, sich der Herausforderung ihres alternden Körpers stellen und diesen akzeptieren lernen (Kolb, 1999).

4.2 Aufgaben

Sport und Alter werden häufig nicht miteinander in Verbindung gebracht. So wird das Alter „mit Verfall, Krankheit, Einschränkung der Leistungsfähigkeit, Einsamkeit und Unselbstständigkeit" (Kolb, 1999, S. 156), sowie mit „Ruhe und Inaktivität assoziiert" (Pache, 2009, S. 296). Sport dagegen werden die Attribute Leistung, Erfolg, Konkurrenz und Jugendlichkeit zugeschrieben. Primäre Aufgabe der Sportgeragogik ist somit, den Sport und das Alter miteinander zu vereinen und Kompromisse zu schaffen (Kolb, 1999, S. 156f). Dabei sollen die Älteren entscheiden, welche Ziele sie bei der Teilnahme an Bewegungsprogrammen verfolgen wollen (Pache, 2009, S. 401). Bestimmte Bewegungsaktivitäten sollen helfen, Öffnungs- und Bildungsprozesse anzustoßen (Kolb, 1999, S. 260 & Kolb, 2001, S. 199). Zu den weiteren Aufgaben zählen: über Sport und Bewegung informieren, Angebote schaffen, versuchen Abbauprozesse die der Inaktivität zugrunde liegen zu vermeiden, helfen altersbedingte Einschränkungen zu akzeptieren und Ältere dabei zu unterstützen mögliche Effekte von Aktivität auf die Leistungsfähigkeit realistisch einzuschätzen (Pache, 2009).

5. Erfolgreiches Altern

5.1 Theorien

Erfolgreiches Altern wird bereits 1963 von Havighurst als „Zustand der inneren Zufriedenheit und des Glücks sowohl rückblickend als auch aktuell [beschrieben]. Soziale Kontakte, Gesundheit und positive Verarbeitung von Lebensereignissen stellen wichtige Einflussfaktoren dar" (LandesSportBund Nordrhein-Westfalen e.V. et al., 2004, S.20). Während Havighurst auf die subjektive Beurteilung des Alterns eingeht, wird er später ergänzt durch die Funktionsfähigkeit, also die physische und psychische Gesundheit und die Selbstständigkeit (LandesSportBund Nordrhein-Westfalen e.V. et al., 2004).

Zum Prozess des erfolgreichen Alterns gibt es verschiedene Theorien, um einen Endzustand, wie von Havighurst beschrieben, zu erreichen. Lange Zeit wurde das Altern durch die Defizittheorie beschrieben, kurz gesagt, bedeutet Alter hierbei Abbau und Verlust. Erst in der zweiten Hälfte des 19. Jahrhunderts gelang es diese Theorie abzulösen und sich an Fragestellungen nach „Grundlagen und Möglichkeiten eines erfolgreichen (optimalen) Alterns mit einem hohen Maß an (subjektiver) Lebenszufriedenheit" (Denk, 2003a, S.60) zu orientieren. Bekannte Theorien dieser Vorgehensweise sind zum einen die Aktivitätstheorie, als auch die Engagement-Theorie. Die Aktivitätstheorie nach Tartler aus dem Jahr 1961 sieht als Voraussetzung für ein erfolgreiches Altern ein ungemindertes Aktivitätsniveau. Gerade soziale Kontakte sollen also auch nach dem Austritt aus dem Berufsleben gepflegt werden und bisherige Aktivitäten aufrechterhalten werden, um einer „Inaktivitäts-Atrophie" (Denk, 2003a, S.60), aus der letztendlich Unzufriedenheit resultieren würde, vorzubeugen. Dieses Modell ähnelt sehr dem Disuse-Modell, was den Abbau nicht belasteter Organe beschreibt und funktioniert analog auf das Leben bezogen. Gegensätzlich dazu beschreiben Cumming und Henning, auch 1961, in ihrer Disengagement-Theorie, dass ein Rückzug von den sozialen Kontakten unvermeidbar und von Seiten der Älteren auch gewünscht sei, dementsprechend also wichtig für die Zufriedenheit. Allerdings erfasst keines dieser oder anderer Modelle das erfolgreiche Altern zufriedenstellend, da Aspekte der Zufriedenheit in der Realität individuell stark variieren. So ist eine kurzzeitige Aktivität oder Inaktivität beispielsweise durch biographische Einflüsse nicht vermeidbar und willentlich nicht beeinflussbar oder entscheidend für Zufriedenheit. Dementsprechend sollten generalisierende theoretische Konzepte kritisch betrachtet werden und stattdessen interindividuelle Differenzen berücksichtigt werden. Eine subjektivere Theorie ist die „kognitive Theorie der Anpassung" (Denk, 2003a, S. 61) nach Thomae aus den Jahren 1970 und 1996. Thomae sieht Kognitionen als das Entscheidende Kriterium für Wohlbefinden. „Unter Kognitionen werden alle Denk- und Wahrnehmungsvorgänge und deren mentale Ergebnisse (Wissen, Einstellungen, Überzeugungen, Erwartungen) verstanden" (psychomeda.de, 2017). Motivation und Verhalten sind also mehr von subjektiv erlebten Veränderungen geprägt als von der objektiven Realität. Der Mensch ist dann zufrieden, wenn ein Gleichgewicht zwischen den Bedürfnissen und der Motivation des Individuums und der erlebten Realität besteht. Ein anderes eher subjektiv anwendbares Modell ist das SOK-Modell von Baltes und Baltes, die das erfolgreiche Altern als einen „Vorgang selektiver Optimierung und Kompensation" (Denk, 2003a, S. 61) beschreiben. Trotz möglicher Anfälligkeiten im Alter oder verringerten Kapazitätsreserven kann man sich selbst entfalten, indem man sich auf wichtige Bereiche konzentriert und nicht so Wichtige aufgibt (Selektion). Damit werden verbliebene Fähigkeiten und Kompetenzen verbessert (Optimierung) und letztendlich gilt es die verlorengegangenen Ressourcen und Möglichkeiten zu kompensieren, ohne das eigentliche Ziel aufzugeben (Kompensation). Laut Baltes und Baltes ist also ein „dynamisches Zusammenspiel von Ressourcen und Kompetenzen (...) sowie externen und internen Anforderungen" (Denk, 2003a, S.62) der Schlüssel für erfolgreiches Altern. Vorteilhaft an diesem Modell ist, dass die Merkmale des Modells theoretisch universell sind, in der Umsetzung aber individuell und variabel. Allerdings kann man an allen Theorien und Modellen immer noch kritisieren, dass sie nur schwer operationalisierbare Begriffe verwenden, wie Lebenszufriedenheit und Wohlbefinden, und außerdem ein überzogen optimistisches Altersbild verbreiten, denn ein vollkommen zufriedenes Dasein ist wohl in allen Altersstufen schwierig zu erreichen.

Um wieder zurück zu Havighursts Definition zu kommen und die dort genannten Aspekte zu erreichen oder sie als Ziel zu sehen, sollten im Allgemeinen folgende 4 Kompetenzen im Alter beherrscht werden. Die kognitive und motorische Kompetenz sollte trainiert werden, da sie wichtig für die Befindlichkeit, Alltagskompetenz und die selbstständige Lebensführung sind. Ergänzend dazu gibt es die soziale und emotionale Komponente für den sicheren Umgang mit globalen und situationsspezifischen Belastungen und zusätzlich bei der Emotion die Herstellung eines inneren Gleichgewichts. Bei diesen Komponenten kann man den Ansatzpunkt des Alterssports sehen, der vor allem die motorische Kompetenz schult, aber durchaus auch im sozialen, kognitiven und emotionalen Bereich wirksam wird (Denk, 2003a).

5.2 Wirkungen des Sports

„Alle Teile des Körpers, die zu einer Funktion bestimmt sind, bleiben gesund, wachsen und haben ein gutes Alter, wenn sie mit Maß gebraucht werden und in den Arbeiten, an die jeder gewöhnt ist, geübt werden. Wenn man sie aber nicht braucht, neigen sie eher zu Krankheiten, nehmen nicht zu und altern Vorzeitig" (LandesSportBund Nordrhein-Westfalen e.V. et al., 2004, S.21)

Ein Aspekt am Anfang ist, dass Sport sich positiv auf die Lebenserwartung auswirkt. Sportliche Aktivitäten mit einem Energieverbrauch bis 1999 kcal/ Woche senken das Mortalitätsrisiko bei 60-69-jährigen beispielsweise um 28 %, bei den 70 – 84-jährigen sogar um 37%. Mit zu hoher Intensität oder zu hohem Trainingsumfang von über 3500 kcal/ Woche Verbrauch wird der Effekt allerdings umgekehrt. Sport wirkt sich vor allem positiv auf die Lebenserwartung und die Gesundheit durch Einfluss auf die Risikofaktoren aus. Bei steigender Lebenserwartung der Senioren ist das Hauptproblem der Abbau von Muskulatur, denn mit geringerer Muskelfunktionsfähigkeit leidet auch das Gleichgewichtsvermögen und die Haltungsregulation, was das Sturz- und Frakturrisiko erhöht. Daraus resultiert dann eine je nachdem zeitweise oder dauerhafte Abhängigkeit von anderen, die die Alltagsaufgaben und die Pflege übernehmen, sodass die Autonomie, die laut Definition maßgeblich für das erfolgreiche Altern ist, eingeschränkt ist. Außerdem ist die Muskulatur entscheidend als metabolischer Speicher für Stoffwechselprodukte. Ein Krafttraining im Alter hat also durchaus positive Effekte. Zusätzlich wirken sich eher ausdauernde Tätigkeiten wie wandern, spazieren gehen, Treppen steigen positiv auf das Herz-Kreislauf-System aus, konkret beispielsweise auf die Verkalkung der Herzkranzgefäße und senken so das Herzinfarktrisiko.

Sport und Bewegung wirken sich zudem positiv auf die kognitiven Fähigkeiten aus, denn das Nachlassen kognitiver Fähigkeiten ist eng verbunden mit dem Nachlassen körperlicher Fähigkeiten. Vor allem die aerobe Fitness ist für den Erhalt kognitiver Leistungsfähigkeit entscheidend, da der Verlust an Gehirngewebe reduziert wird. Beispielsweise hat eine Kombination aus kardiovaskulärem Training und Krafttraining die stärksten Effekte auf die Planungs- und Entscheidungskontrolle. Effekte treten aber erst auf, wenn die Belastung länger als 30 Minuten anhält. Zusätzlich können Antizipationsaufgaben aus dem Sport auch auf unterschiedliche Situationen im Alltag übertragen werden, in denen räumlich-zeitliche Zusammenhänge oder Handlungsentscheidungen gefordert sind.

Unmittelbar nach dem Sporttreiben führt die Belastung auch zu einem positiveren Befinden, denn Angst und Depression werden durch den Sport gemindert und das Selbstkonzept gestärkt. Abschließend kann man also sagen, dass regelmäßiger Sport das erfolgreiche Altern in den Bereichen der Psyche, der Kognition und der körperlichen Fitness unterstützt (Mechling, 2005).

Zusätzliche präventive Auswirkungen des Sports auf bestimmte Krankheiten sind das Senken des Demenzrisikos, Diabetes Typ 2 und positive Auswirkungen auf verschiedene Krebserkrankungen. Aber auch die kurativen Wirkungen sind bedeutend, so wird körperliche Aktivität beispielsweise in der Demenztherapie eingesetzt.

Allgemein gilt es zu unterscheiden zwischen körperlicher Aktivität, also „jede körperliche Bewegung durch die Skelettmuskulatur, die über dem Grundumsatz liegt" (Woll & Servay, 2013, S. 11) und Sport, der sich als „körperliche Aktivität, die sich durch Leistung, Wettkampf und Spaß" (Woll & Servay, 2013, S. 11) kennzeichnet. Beide Arten der Aktivität nehmen mit zunehmendem Alter ab, erstaunlich ist aber, dass über die Hälfte der über 70-Jährigen überhaupt keinen Sport ausübt. Das gesundheitliche Potential und damit die Chance auf ein erfolgreiches Altern wird dementsprechend viel zu selten genutzt (Woll & Servay, 2013).

Abseits vom Individuum wirkt sich der Sport Älterer nebenbei auch positiv auf unser Gesundheitssystem aus, denn es entfallen „ca. 43 % der Gesundheitsleistungen" (Pahmeier, 2008, S.173) durch Aktivität, denn gerade intensive Krankheitsbilder in den Bereichen Kreislaufsystem, Skelett und Muskeln und Psychische Krankheiten treten seltener auf und benötigen weniger medizinische Behandlung (Pahmeier, 2008).

Zusammenfassend kann man unter dem Aspekt der Gesundheit auf jeden Fall positive Aspekte durch den Sport erkennen. Laut Havighurts Definition von erfolgreichem Altern spielen auch soziale Kontakte eine entscheidende Rolle, welche ebenfalls in Sportgruppen gewährleistet werden. Ergänzend resultiert eine länger andauernde Selbstständigkeit und psychische Gesundheit aus Bewegung und Sport, sodass alle Aspekte des erfolgreichen Alterns abgedeckt werden können.

5.3 Praxisbezug

Zentrale Fähigkeiten für die Gesunderhaltung sind die aerobe Ausdauer und die Kraftausdauer, weswegen gerade diese Fähigkeiten ausgerichtet auf mittlere körperliche Leistungsfähigkeit im Alter zu trainieren sind. Vor allem gesundheitsorientierte Aspekte sind die Hauptmotivation für ältere Menschen mit dem Sport zu beginnen oder das Sporttreiben aufrecht zu erhalten. Deshalb ist es in der Durchführung wichtig, die Relevanz der Übungen oder trainierten Muskelgruppen für die Gesundheit offenzulegen, zu erklären und spürbare Effekte zu erzielen. Damit wird auch deutlich, dass es sich um Bildung handelt, Ältere wollen die Aspekte verstehen und bemühen sich selbst darum, es geht nicht darum sie zu Sport zu zwingen und zu erziehen. Stichwort für das Training ist die Adaptationsfähigkeit, die zwar im Alter abnimmt, aber dennoch wirkt, sodass Trainingseffekte erkennbar sind und so das Wohlbefinden im Alltag und die Zufriedenheit mit dem Training steigern. Wichtig ist auch den Teilnehmern zu erklären, dass es nicht darum geht das Alter zu verleumden und wieder jung zu werden, sondern das neue Verhältnis zum Körper zu verbessern und für angemessene Belastung zu sensibilisieren. Dazu gehört, dass neue Bewegungs- und Körpererfahrungen gemacht werden. Ergebnis ist dann eine gewisse Sicherheit im eigenen Handeln, Selbstvertrauen wird vermittelt und letztendlich die Selbstständigkeit gefördert.

Ein Konzept zur Planung von Sporteinheiten im Alter bilden die Belastungsprinzipien für den Seniorensport. Folgende Prinzipien werden hierbei berücksichtigt und im Folgenden erläutert: Individualisierung der Belastung, Kontinuität der Belastung, Wechsel von Belastung und Erholung, Vielseitigkeit der Belastung und die Auswertung der Belastungswirkungen / Übungsreflexion.

- Individualisierung der Belastung: gerade das Seniorenalter ist geprägt von verschiedenen psychischen, körperlichen und geistigen Möglichkeiten, so spielt beispielsweise der gesundheitliche Zustand oder die bisherige Auseinandersetzung mit Sport und Bewegung eine entscheidende Rolle, wie die Belastung im hohen Alter gestaltet werden sollte. Deshalb sollten Organisationsformen so gewählt werden, dass das Individuum darin die zu lösende Bewegungsaufgabe ideal meistern kann. Außerdem sollte auf den individuellen Fortschritt der Teilnehmer eingegangen werden, sodass deren Möglichkeiten bestmöglich genutzt werden können.

- Kontinuität der Belastung: nach dem Adaptationsprinzip kann durch Sport gewonnene Funktionsfähigkeit nicht dauerhaft gespeichert werden, genauso geht das Körperbewusstsein in Zeiten der Inaktivität verloren. Deshalb sollte idealerweise pro Woche einmal für 90 Minuten oder dreimal für 30-45 Minuten die Kraftausdauer und die aerobe Ausdauer trainiert werden und zusätzlich ein allgemein bewegungsaktiver Alltag geführt werden. Hilfreich hierfür sind Ausweichmöglichkeiten entscheiden, dass im

Winter, wenn Radfahren, Wandern, etc. nicht mehr möglich sind, beispielsweise in Krafträume ausgewichen werden kann. Prinzipiell gilt, je länger das Leistungsniveau aufgebaut wurde, desto stabiler ist es und die Anpassung geht nicht so schnell verloren. In der Praxis zu beachten ist, dass idealerweise auch die Familie in die Aktivität integriert wird, um eben die Aktivität im Alltag zu gewährleisten.

- <u>Wechsel von Belastung und Erholung</u>: vor allem im Seniorensport ist es wichtig angemessene Erholungspausen einzuhalten, da oftmals die Erfahrung bei Belastungen und deren Wirkungen begrenzt sind, eine Überanstrengung also durchaus möglich ist und zudem die individuellen Unterschiede häufig groß sind. Eine Gefahr des Übertrainings ist die Immunstimulierung, da zu hohe Belastung zu kurzzeitiger Schwächung des oftmals sowieso geschwächten Immunsystems im Alter, führen kann. In der Praxis kann beim Ausdauertraining die Belastung beispielsweise durch die Herzfrequenz (180-200 minus Alter) gesteuert werden. Dazu sollte zusätzlich das individuelle Befinden berücksichtigt werden, um Missbefinden und damit verbundenes Aufgeben des Sports zu vermeiden. Bei Krafteinheiten sind ca. 10 Wiederholungen in 1-3 Serien und individueller Intensität ideal. Anfangs sind außerdem ca. 2 Ruhetagen zwischen den Einheiten zu empfehlen, was aber mit der Zeit durch das entwickelte Körperbewusstsein individuell gesteuert werden kann.

- <u>Vielseitigkeit der Belastung</u>: genauso wie in den Trainingseinheiten anderer Altersgruppen gilt, Variation (Intensität, Umfang, Pausen, Übungen) führt zu breiteren Anpassungen, sodass gesundheitliche Beeinträchtigungen vermieden werden können. Gerade auf niedrigerem Leistungsniveau kann man durch Kreuzadaptationen bei einem vielseitigen Training größere Effekte des Trainings erreichen. Eine gewisse Konstanz sollte allerdings nicht fehlen, um Sicherheit und Selbstständigkeit zu vermitteln, trotzdem kann man beispielsweise bei der Atmung, Umgebung, dem Laufrhythmus, Konzentrationsfähigkeit und vielen anderen Aspekten variieren.

- <u>Auswertung Belastungskriterien/ Übungsreflexion</u>: Die Kontrolle der Leistungsfähigkeit sollte in regelmäßigen Abständen erfolgen, um Erfolge festzustellen (Motivation) und gegebenenfalls das Training anzupassen. Dabei erfolgt die Einschätzung direkt nach dem Training und die Kontrolle der Leistungsfähigkeit in beispielsweise sechswöchigen Abständen. Ausdauer kann dabei durch die Herzfrequenz evaluiert werden, während Kraftausdauer durch Wiederholungszahlen sichtbar wird. Bei extrem geringen Effekten oder Leistungsabfall ist allerdings das Training mit einem Arzt abzusprechen, um krankheitsbedingte Gründe auszuschließen (Biering & Zeuner, 2007).

Mit konkreten Übungen können beispielsweise Stürze vermeiden, die im Alter vermehrt auftreten, wie es der Praxisratgeber der AOK zur Sturzprävention zeigt. Mit neun Übungen, die zwei- bis dreimal pro Woche mit zwei Durchgängen á 10 Wiederholungen durchgeführt werden sollen, werden vor allem die Gesäß-, Hüft-, Oberschenkel-, Schulter- und Rückenmuskulatur, also alle großen Muskelgruppen gekräftigt. Hilfsmittel hierfür sind kleine Hanteln für die Schulterübungen und Gewichtsmanschetten für die unteren Extremitäten. Neben alleiniger Kräftigung der Muskeln werden auch einzelne Bewegungen geschult, die den Alltag erleichtern, so zum Beispiel die Anfangsbewegung für sicheres Hinsetzen. (AOK, o.D.)

Bei der Umsetzung verschiedener Trainingsprogramme wird vor allem ein Beitrag zur Gesundheit und Selbstständigkeit geleistet, sodass die körperliche Leistungsfähigkeit so lange wie möglich aufrechterhalten werden kann. Der Körper soll neu kennengelernt und der Mensch für den richtigen Umgang mit seinem Körper sensibilisiert werden. Mit einer zusätzlichen Wissensgrundlage kann die Basis für eine gründliche Auseinandersetzung mit den Themen Sport und Alter geschaffen werden und die Notwendigkeit von Sport im Leben verankert werden. Und nebenbei bieten Sportkurse die Möglichkeit zur sozialen Interaktion, durchaus ein weiterer Vorteil des Sports (Biering & Zeuner, 2007).

6. Bewegungsbildung

6.1 Bewegungsbildung für Ältere

Bei der Bewegungsbildung für Ältere handelt es sich zunächst um Bemühungen einen Zugang zu Bewegungsaktivitäten zu schaffen, um dann bestimmte Bildungsprozesse initiieren zu können (Pache, 2009). Des Weiteren sollen Fähigkeiten erhalten werden, die zu einem erfolgreichen Alter führen (Denk, 2003). Dazu muss an individuellen Problemen angesetzt werden um durch gezielte Trainingsmaßnahmen, mit spezifischen Belastungsnormativen, ein bestimmtes Leistungsniveau zu bewahren. Das eigene Altern wird vor allem durch den Körper wahrgenommen, man entspricht nicht mehr den Schönheitsidealen, bemerkt Leistungsverluste und unter anderem Schmerzen die nicht auf Verletzungen zurückzuführen sind (Kolb, 1999). Da das Älterwerden unvermeidlich ist, muss es langfristig akzeptiert werden um Weiterentwicklungen zuzulassen. Dieser Bildungsprozess ist nicht direkt anleitbar, kann aber z. B. durch offene Aufgabenstellungen oder Spielformen im Sport, bei denen abwechslungsreich mit dem eigenen Körper, Objekten oder anderen Personen umgegangen werden muss, initiiert werden. Dabei lernen die Teilnehmer unterschiedliche Perspektiven und Herangehensweisen kennen. Die Wahrnehmungen und Erfahrungen die dabei gemacht werden, werden individuell verarbeitet, dies führt zu einer Entwicklung der Persönlichkeit. Die Personen werden offener und flexibler für neue Erfahrungen, ebenso für das eigene Alter. Erst dadurch gelingt ihnen sich vom bisherigen Bild, eines selbstverständlich funktionierenden Körpers, zu verabschieden und das reale, gegenwärtige Situation zu akzeptieren. Anschließend an diesen Prozess können neue Lebensperspektiven entdeckt werden. Schließlich gilt es mit den Älteren ein realistisches Vertrauen in ihre eigenen Fähigkeiten zu schaffen. Dies ist die Grundlage für ein selbstständiges Leben. Der Sport kann durch vielerlei Bewegungsspiele dazu beitragen, bei denen die Älteren alleine oder in der Gruppe bestimmte Herausforderungen bewältigen müssen und erkennen, zu was sie fähig sind. Spiele sind hierbei besonders nützlich, denn die Anforderungen können leicht durch Regeländerungen variiert werden. Das erlangte Selbstbewusstsein überträgt sich vom Sport auf die Bewältigung von Herausforderungen des Alltagslebens (Kolb, 1999 & Kolb, 2001).

6.2 Bewegungsbildung mit Älteren

Ziel einer Bewegungsbildung mit Älteren ist die Auseinandersetzung der Älteren untereinander, also mit Menschen die sich in gleichen oder ähnlichen Lebenssituationen befinden. Dadurch soll das eigene Selbstbild reflektiert werden, um sich selbst zu akzeptieren und offener für neue Entwicklungen zu sein, wie für die Veränderungen des Körpers oder der Umwelt. Dies kann einen positiven Beitrag für die Neuorientierung im Alter leisten. So entdecken viele Ältere im späteren Lebensverlauf neue Hobbys, wie wandern oder schwimmen. Aufgabe des Übungsleiters ist es einen solchen Austausch anzustoßen, in dem er zunächst Möglichkeiten zum Austausch innerhalb der Sportstunde schafft, oder die Selbstreflexion direkt durch Spiele oder Theaterstücke thematisiert, mit dem Ziel die eigene Lebens- und Bewegungsgeschichte zu erzählen (Kolb, 1999).

6.3 Bewegungsbildung der Älteren

Der Austausch der Teilnehmer untereinander, wie in der Bewegungsbildung *mit* Älteren erzielt wird, soll auch in der Bewegungsbildung *der* Älteren Teil sein. Allerdings soll der Austausch hier nicht der Selbstreflexion dienen, sondern einer sozialen Netzwerkbildung. Da sich die Sportgruppen meist über längere Zeit regelmäßig treffen, entstehen automatisch soziale Bindungen, die sich auf Lebensbereiche außerhalb des Sports übertragen können. Diese neuen Kontakte können für das Alltagsleben eine wichtige Unterstützung bieten (Kolb, 1999). Durch die Teilnahme an Bewegungsangeboten lernen die Personen wie Aktivitäten geplant und organisiert werden. Indem der Übungsleiter einige geragogische Prinzipien bei der Planung beachtet: die Teilnehmerorientierung, die Mitbestimmung von Inhalten und Zielen, die Methodische Vielfalt sowie der Alltagsbezug, um das Interesse zu erhöhen und zuletzt die Übernahme von einzelnen Unterrichtsteilen, zur Förderung der Selbstständigkeit (Witt, 2017). Das soll ihnen ermöglichen selbstbestimmt Teil an diesem Planungsprozess zu sein und somit ihre eigenen Ideen, Wünsche und Interessen einbringen zu können (Kolb, 1999).

Weitere Ziele die mit Bewegungsbildung erreicht werden sollen sind die gesundheitspräventiven Maßnahmen, durch die weniger Pflegetätigkeiten in Anspruch genommen werden müssen, die freiwillige Teilhabe der Älteren an gesellschaftlichen Projekten, z. B. durch die Ausübung von Ehrenämtern, das Engagement in der Nachbarschaft oder durch die Ausübung von geringfügigen Beschäftigungen, denn das Wissen und die Erfahrungen der Älteren sind weiterhin stark gefragt (Witt, 2017).

7. Sportengagement in der Lebensspanne

7.1 Alterssportmodelle

Das Sportengagement wird unterschieden in kontinuierliche Teilnahme, kontinuierliche Passivität und diskontinuierliche Sportteilnahme, zusätzliche Kategorien bilden, in Abhängigkeit vom individuellen Lebensverlauf, der Ein- und Ausstieg in oder aus dem Sport und ob Freizeit- oder Wettkampfsport betrieben wurde. Sportliche Aktivität oder Inaktivität hängt dabei nicht unbedingt vom Geschlecht oder Alter ab, sondern vielmehr von der gelebten Kultur, der Gesellschaft oder Verhaltenserwartungen. So ist die Sportpartizipation 2001 bei den über 45-jährigen im Vergleich zu 1977 deutlich gestiegen (Beispiel 46-50-jährige, 1977: ca. 35%, 2001 Westdeutschland fast 60 %). Gründe für das erhöhte Engagement (bei über 60-jährigen vor allem im Turnverein) ist unter anderem der soziale Wandel mit den Aspekten der gesellschaftlichen Individualisierung, Körperideale, Erlebnischarakter/Spaß und vermehrter Frühverrentung (Pahmeier, 2008).

Das Modell des lebenslangen Wettkampfsports betrifft nur wenige Ältere, die sich dazu entscheiden ihre sportliche Karriere im Alter fortzuführen. Dies wird ermöglicht durch die Einteilung in Altersklassen und z. T. durch die Veränderung von bestimmten Sportgeräten (Kolb, 1999). So wird zum Beispiel, in den höheren Altersklassen, in der Leichtathletik mit einem leichteren Speer geworfen (Krämer, 2018). Somit werden die sportlichen Bedingungen an das Alter und somit an eine sinkende Leistungsfähigkeit angepasst (Kolb, 1999). Ein weiteres Modell betrifft den Breiten- und Freizeitsport. Der Alterssport soll hier präventive und therapeutische Funktionen übernehmen um folgende Ziele zu erreichen: eine allgemeine Leistungsfähigkeit, Alterskrankheiten und chronisches Leiden zu vermeiden (vgl. Hammerer, 1987, S. 24ff zitiert nach Kolb, 1999). Der Sport ist also Mittel zur Verbesserung der Gesundheit und wird auf konkret auf das Alter bezogen, es werden allgemeine Fähigkeiten und Fertigkeiten geschult, um Abbauprozesse zu verlangsamen und unvermeidliche Defizite durch körperliche Fitness auszugleichen (Kolb, 1999, S. 158).

Sportliches Engagement im Lebenslauf ist oftmals hin- und hergerissen zwischen Aktivität und Inaktivität. Dieser Prozess der Person-Umwelt-Beziehung ist abhängig von Merkmalen der Person, des Lebenskontexts, der Vorbereitung auf die Auseinandersetzung mit potentieller Aktivität und „Merkmale der Durchführung des sozialen und professionellen Kontextes einer sportlichen Aktivität" (Pahmeier, 2008, S.172). Verhaltensänderungen zum Beginn einer sportlichen Aktivität lassen sich durch folgendes Modell beschreiben. Eine Person beginnt sich mit einem Thema, z.B. einer Sportart zu beschäftigen und bereitet sich darauf vor, bevor sie letztendlich aktiv wird. Soweit der einfachste Verlauf, der aber von verschiedenen Merkmalen, die bereits erwähnt wurden, beeinflusst werden, sodass die Person am Ende entweder dabeibleibt und ihre Sportart weiter durchführt oder wieder in Inaktivität zurückfällt. (Pahmeier, 2008).

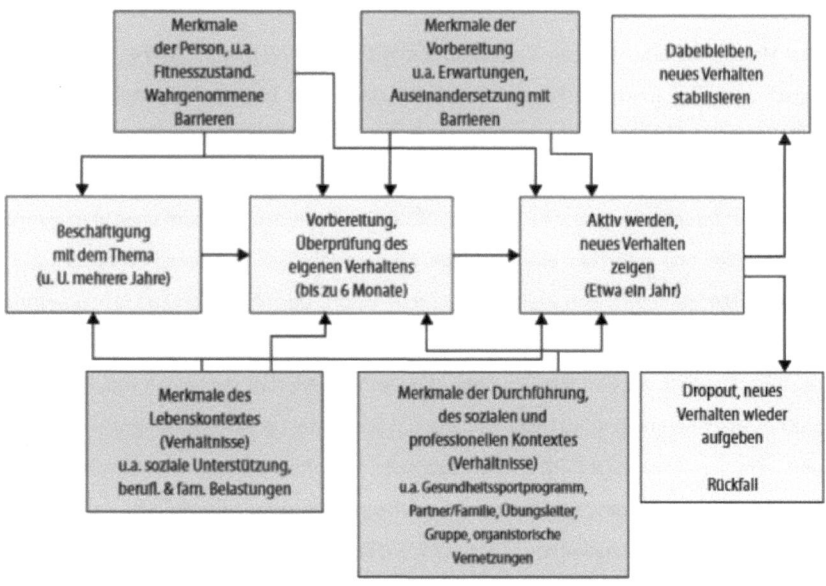

Abb. 2: Sportengagement (Pahmeier, 2008, S. 171)

7.2 Gründe für den Sporteinstieg

Grund Nummer eins um auch im hohen Alter in den Sport einzusteigen sind gesundheitliche Gründe, was der neugewonnenen Überzeugung entstammt, Gesundheit aktiv beeinflussen zu können. Gerade chronische Krankheiten, wie Bluthochdruck, Fettstoffwechselstörungen, Übergewicht, muskuläre Schwäche können vom Sport beeinflusst werden. Weitere Gründe sind finanzielle Anreize der Krankenkassen und Versicherungen (bei 60-jährigen und Älteren 24%). Ein anderer wichtiger Aspekt für diese Altersgruppe ist es, für den Partner/ die Partnerin wieder attraktiver zu werden (16%). Weniger wichtige Aspekte sind die finanzielle Unterstützung vom Arbeitgeber (4%), wenn die Trainingsausrüstung günstiger wären (12%) und negative Kommentare aus dem Umfeld (8%). 25 % der über 60-jährigen fängt aus anderen als diesen Gründen an Sport zu treiben (TK, 2016). Die Aufgabe der Sportgeragogik hierbei ist es, dazu zu motivieren Sport zu treiben oder einen aktiveren Lebensstil zu leben, bzw. nach langer Inaktivität wieder einzusteigen.

8. Aktuelle Studien

Studien zur körperlichen Aktivität Älterer zeigen, dass nur ein geringer Teil der Bevölkerung beispielsweise die Minimalempfehlung an körperlicher Aktivität erreicht (im Jahr 2012: bei den über 65-jährige erreichen 34 % die Empfehlung). Dabei ist die älteste Altersstufe aber immer noch die, die das Ziel am ehesten erreicht (Beispiel: zwischen 30 und 45 Jahren erreichen nur 18 % und zwischen 45 und 65 Jahren nur 23% die Empfehlung). Als erreicht gilt die Empfehlung, wenn in den Bereichen Arbeit, Transport und Freizeit „mindestens 600 METMinuten pro Woche erreicht werden" (DVK, 2012). Dabei zählt 1 MET den Energieverbrauch in Ruhe, 4 MET beschreibt moderate Aktivität und 8 MET intensive Aktivität (DVK, 2012). Die beliebtesten Sportarten der über 66-jährigen sind dabei Fitness und Gymnastik mit 44%, Wandern mit 39 %, Fahrrad fahren mit 33%, Schwimmen mit 25 % und Laufen mit 12% (TK, 2013). Immerhin gibt die Hälfte der Generation 60+ an, Sport gehöre mit ca. 44 % zu den liebsten Freizeitbeschäftigungen (Mehrfachnennungen möglich). Klarer Anführer der Rangliste der liebsten Freizeitaktivitäten ist allerdings das Fernsehen (95%). Als körperliche Aktivität kann aber auch beispielsweise die Gartenarbeit (ca. 38%) und spazieren gehen (74%) gesehen werden (VuMA, 2018). So sind zwar viele aktiv, aber nicht so sehr, als dass es gesundheitliche Effekte zeigen würde. Dementsprechend ist es Aufgabe der Gesellschaft und Sportgeragogik mehr Menschen zu Sport zu bewegen und weiter über die Relevanz von Sport im Alter aufzuklären.

Fazit

In dieser Arbeit beschäftigten wir uns mit der für die Pädagogik eher unüblichen Altersgruppe der Senioren. Obwohl die Frage danach, wer eigentlich die Senioren oder „die Alten" sind, bzw. ab wann Menschen zu dieser Gruppe gehören, unbeantwortet bleibt und wohl eher philosophischer Natur ist, wurde deutlich, wie wichtig der Sport nicht nur in jungen Jahren, sondern auch im höheren Alter ist. Vor allem, in der immer komplexer werdenden Welt mit immer mehr und mehr Anforderungen gilt es, alle nach ihren Möglichkeiten mitzuziehen und am Leben zufriedenstellend teilhaben zu lassen. Die Medizin schafft immer mehr Möglichkeiten länger zu leben, der Sport kann diese Jahre lebenswert machen, in dem er zum „erfolgreichen Altern" beiträgt. Während verschiedene Modelle versuchen die Erfolg und Zufriedenheit zu operationalisieren und zu verallgemeinern, sollte man sich in der Praxis nicht allzu sehr darauf fokussieren und die Umsetzung individueller und nach Wünschen und Vorlieben, sowohl der Teilnehmer als auch der Übungsleiter gestalten, denn die beste Atmosphäre wird immer noch geschaffen, wenn allen klar ist, für was sie Sport treiben und wie die Gruppendynamik ihnen dabei hilft oder eben Einzelgänger ihre Zufriedenheit in der Aktivität für sich alleine finden. Denn wie auch immer Sport betrieben wird, die Wirkungen, ob physiologisch, psychisch oder präventiv sind nicht zu verkennen. Übungsleiter sollten also Zugänge zu Aktivitäten schaffen, eine Reflexion der eigenen Situation initiieren, sowie zu einer sozialen Netzwerkbildung beitragen, um optimale Effekte durch den Sport zu erzielen. Letztendlich hilft Aktivität jedem, der es wagt sich zu bewegen, ob er jetzt sein Leben lang Leistungs- oder Wettkampfsport betrieben hat, hin und wieder am Freizeitsport teilnahm oder noch gar nicht mit Sport in Kontakt kam, spielt für den Moment keine Rolle, denn obwohl die länger Aktiven verstärkt die Potentiale des Sports spüren, ist es auch für einen Neueinstieg nie zu spät.

Literaturverzeichnis

Amann, A. (2008). Sozialgerontologie: ein multiparadigmatisches Forschungsprogramm? In A. Amann & F. Kolland (Hrsg.), *Das erzwungende Paradies des Alters? Fragen an eine Kritische Gerontologie.* Reihe „Alter(n) und Gesellschaft", Bd. 14 (S. 45-62). Wiesbaden: VS Verlag für Sozialwissenschaften.

AOK (o.D.). *AOK Pflege: Praxisratgeber Sturzprävention: Gezielte Übungen zur Muskelverstärkung.* Zugriff am 10.12.2019 unter https://www.aok.de/pk/fileadmin/user_upload/Universell/05-Content-PDF/pflege-uebungen-krafttraining.pdf

Biering, H., Zeuner, A. (2007). Belastungsprinzipien im Senioren-Gesundheitssport. *Bewegungstherapie und Gesundheitssport, 23,* 199-202.

Baltes, P. (2004). *Das hohe Alter. Mehr Bürde oder Würde.* Zugriff am 13.01.2020 unter https://www.fu-berlin.de/presse/publikationen/fundiert/archiv/2004_01/04_01_baltes/index.html

Brockhaus (o. J.). *Geragogik.* Zugriff am 17.12.2019 unter https://brockhaus.de/search/?t=enzy&q=geragogik

Bundesinstitut für Bau-, Stadt- und Raumforschung (2012). *Zahl der über 80-Jährigen steigt stark an - BBSR veröffentlicht Raumordnungsprognose 2030.* Zugriff am 09.01.2020 unter https://www.bbsr.bund.de/BBSR/DE/Raumentwicklung/RaumentwicklungDeutschland/Projekte/Archiv/BevPrognose/prognose_node.html

Bundesinstitut für Bevölkerungsforschung (2018). *Durchschnittsalter der Bevölkerung in Deutschland, 1871 bis 2016.* Zugriff am 15.01.2020 unter https://www.bib.bund.de/DE/Fakten/Fakt/B19-Durchschnittsalter-Bevoelkerung-ab-1871.html

Denk, H. (2003a). Bilder und Theorien des Alters und Alterns. In H. Denk, D. Pache & H.-J. Schaller, *Handbuch Alterssport.* Schorndorf: Hofmann Verlag

Denk, H. (2003b). Einführung. In H. Denk, D. Pache & H.-J. Schaller, *Handbuch Alterssport.* Schorndorf: Hofmann Verlag

Deutsche Rentenversicherung (2020). *Renteneintrittsalter.* Zuletzt geprüft am 25.01.2020 unter https://www.deutsche-rentenversicherung.de/DRV/DE/Rente/Kurz-vor-der-Rente/Wann-kann-ich-in-Rente-gehen/Wann-kann-ich-in-Rente-gehen_detailseite.html

DKV. (2012). *Bevölkerungsanteil, der die Minimalaktivitätsempfehlung der WHO durch Freizeit- und Transportaktivitäten erreicht, nach Geschlecht, Alter und Gewicht im Jahr 2012.* Zugriff am 10. Dezember 2019 unter https://de.statista.com/statistik/daten/studie/244430/umfrage/bevoelkerungsanteil-mit-koerperlicher-aktivitaet-nach-geschlecht-alter-und-gewicht/

Grupe, O. & Kurz, D. (2003). Sportpädagogik. In P. Röthig & R. Prohl et al. (Hrsg.), *Sportwissenschaftliches Lexikon* (S. 527-528). Schorndorf: Verlag Karl Hofmann.

Güllich, A. & Krüger, M. (Hrsg.). (2013). *Sport. Das Lehrbuch für das Sportstudium.* Berlin, Heidelberg: Springer.

Kolb, M. (1999). *Bewegtes Altern. Grundlagen einer Sportpädagogik.* Band 123: Beiträge zur Lehre und Forschung im Sport. Schorndorf: Hofmann.

Kolb, M. (2001). Bewegungsbildung im Alter. In R. Daugs, E. Emrich, C. Igel & W. Kindermann (Hrsg.), *Aktivität und Altern.* Reihe „Schriftenreihe des Bundesinstituts für Sportwissenschaft", Bd. 107 (1. Aufl., S. 191-200). Schorndorf: Hofmann.

Krämer, E. (2018). *Mit Kraft gegen Muskelschwund und Osteoporose.* Zugriff am 21.01.2020 unter https://www.deutschlandfunkkultur.de/seniorensport-mit-kraft-gegen-muskelschwund-und-osteoporose.966.de.html?dram:article_id=433526

Kurz, D. (2003). Bildung und Erziehung. In P. Röthig & R. Prohl et al. (Hrsg.), *Sportwissenschaftliches Lexikon* (S. 106 & S. 183). Schorndorf: Verlag Karl Hofmann.

LandesSportBund Nordrhein-Westfalen e.V., Ministerium für Gesundheit, Soziales, Frauen und

BEI GRIN MACHT SICH IHR WISSEN BEZAHLT

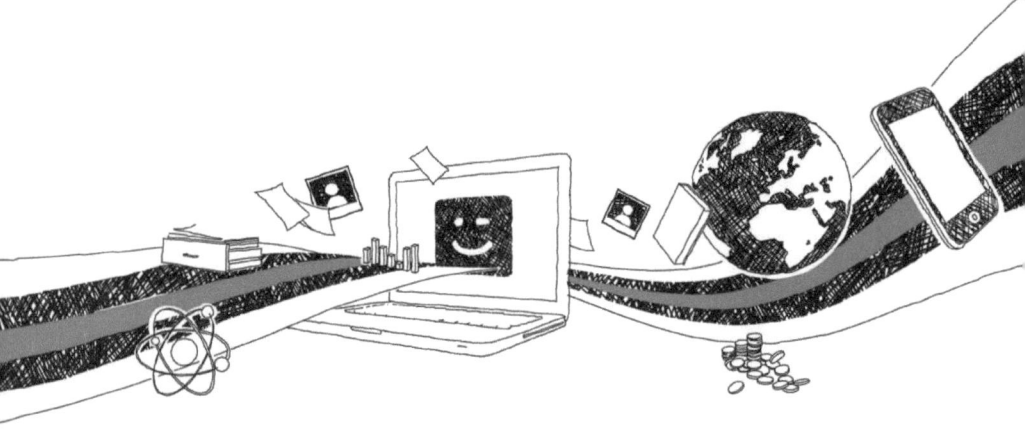

- Wir veröffentlichen Ihre Hausarbeit,
  Bachelor- und Masterarbeit

- Ihr eigenes eBook und Buch -
  weltweit in allen wichtigen Shops

- Verdienen Sie an jedem Verkauf

Jetzt bei www.GRIN.com hochladen
und kostenlos publizieren

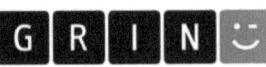